BEI GRIN MACHT SICH IHR WISSEN BEZAHLT

- Wir veröffentlichen Ihre Hausarbeit,
  Bachelor- und Masterarbeit

- Ihr eigenes eBook und Buch -
  weltweit in allen wichtigen Shops

- Verdienen Sie an jedem Verkauf

Jetzt bei www.GRIN.com hochladen und kostenlos publizieren

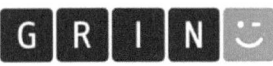

Bibliografische Information der Deutschen Nationalbibliothek:

Die Deutsche Bibliothek verzeichnet diese Publikation in der Deutschen National-bibliografie; detaillierte bibliografische Daten sind im Internet über http://dnb.d-nb.de/ abrufbar.

Impressum:

Copyright © 2009 GRIN Verlag
Druck und Bindung: Books on Demand GmbH, Norderstedt Germany
ISBN: 9783640483365

Dieses Buch bei GRIN:

https://www.grin.com/document/138825

Arne Warth

Grundzüge moderner Versorgungsformen im Gesundheitswesen unter den Bedingungen des GKV-Modernisierungsgesetzes (2004) und des GKV-Wettbewerbsstärkungsgesetzes (2007)

Eine Darstellung vor dem Hintergrund der Intentionen des Gesetzgebers hinsichtlich der Überwindung der sektoralen Grenzen in der Gesundheitsversorgung

GRIN Verlag

Grundzüge moderner Versorgungsformen im Gesundheitswesen unter den Bedingungen des GKV-Modernisierungsgesetzes (2004) und des GKV-Wettbewerbsstärkungsgesetzes (2007). Eine Darstellung vor dem Hintergrund der Intentionen des Gesetzgebers hinsichtlich der Überwindung der sektoralen Grenzen in der Gesundheitsversorgung. Welche Aufgaben sollten dabei dem öffentlichen Gesundheitsdienst obliegen?

von

Name: Dr. med. Arne Warth

Inhaltsverzeichnis

Abkürzungsverzeichnis

d.h.	das heißt
DMP	Disease Management Program
ggf.	gegebenenfalls
GKV	Gesetzliche Krankenkasse
GKV-WSG	GKV-Wettbewerbsstärkungsgesetz
GMG	GKV-Modernisierungsgesetz
IQWiG	Instituts für Qualität und Wirtschaftlichkeit im Gesundheitswesen
MC	Managed Care
MVZ	Medizinisches Versorgungszentrum
ÖG	Öffentliche Gesundheitsversorgung
ÖGD	Öffentlicher Gesundheitsdienst
PKV	Private Krankenkasse
u.a.	unter anderem
u.U.	unter Umständen
v.a.	vor allem
z.B.	zum Beispiel

1. Einleitung

Das korporatistisch geprägte Gesundheitssystem der Bundesrepublik Deutschland ist seit mehreren Jahren ein Umfeld konstanter Reformbemühungen. Der Gesetzgeber sieht sich neben Kostensteigerungen und einem Einnahmenverfall mit weiteren Herausforderungen wie einem demografischen Wandel hin zu einer älteren Bevölkerung, einem technologischen Wandel mit sinkendem Lohneinkommen als finanzielle Basis der sozialen Sicherung, einem Wertewandel innerhalb der Gesellschaft hin zu einer zunehmenden Individualisierung, der aktuellen globalen Finanzkrise und nicht zuletzt der Integration in eine gesamteuropäische Gesundheitspolitik konfrontiert, welche er mit ordnungspolitischen Maßnahmen und neuen Steuerungsimpulsen zu kanalisieren und lenken versucht. Der Trend der mit der „Lahnsteiner Klausur" (1992) begonnenen Gesundheitspolitik geht hierbei weg von einer korporatistischen, hin zu einer mehr marktwirtschaftlichen, bezüglich Qualität und Wirtschaftlichkeit transparenten Steuerung der Gesundheitsversorgung. Im Rahmen dieser Bemühungen sind u.a. das Gesundheitsstrukturgesetzt, das GKV-Modernisierungsgesetz (GMG), das Vetragsarztrechtsänderungsgesetzt, das GKV-Wettbewerbsstärkungsgesetz (GKV-WSG), das Pflege-Weiterentwicklungsgesetzt, das GKV-Organisationsweiterentwicklungsgesetzt und das Krankenhaus-finanzierungsgesetzt zu nennen.

Der Gesetzgeber hat mit diesen Reformen begonnen, marktwirtschaftliche Bedingungen in das Gesundheitssystem einzuführen, um durch den entstehenden Wettbewerbsdruck eine Kosten-Nutzen-Optimierung und eine bessere Qualität zu erreichen. Ein wesentliches Ziel ist hierbei die bestehende sektorale Gliederung innerhalb des Gesundheitswesens aufzubrechen und in integrierte, fächerübergreifende Versorgungsformen umzuwandeln, um so die Kosten und die Qualität im Gesundheitswesen effizient steuern zu können.

Im Hinblick auf die Intention des Gesetzgebers die sektoralen Grenzen in der Gesundheitsversorgung aufzubrechen, werden unter den Bedingungen des GMG und des GKV-WSG die Aufgaben analysiert, welche im Rahmen moderner Versorgungsformen dem öffentlichen Gesundheitsdienst obliegen sollten.

2. Theoretische Grundlagen und Begriffsdefinitionen

Im folgenden Abschnitt wird die sektorale Gliederung des deutschen Gesundheitssystems näher beleuchtet. Der Fokus liegt hier neben den daraus resultierenden Problemen insbesondere auf der Struktur und den Aufgaben der öffentlichen Gesundheitsversorgung (ÖG) und dem öffentlichen Gesundheitsdienst (ÖGD).

2.1 Die sektorale Gliederung des Gesundheitssystems und daraus resultierende Probleme

Das Gesundheitssystem der Bundesrepublik Deutschland wird allgemein in die vier Hauptsektoren Prävention, Kuration, Rehabilitation und Pflege gegliedert, welche z.b. zur Strukturierung von Leistungspaketen weiter unterteilt werden können. Die Anwendung der Sektoren auf den Patienten erfolgt weiter im ambulanten, teilstationären oder stationären Bereich[1]. Die Aufteilung eines Systems in viele Bereiche, welche im Endeffekt wieder einen einzelnen Patienten betreffen, wirft naturgemäß Fragen nach „Zuständigkeit" und „Verantwortung" auf und führt zu Problemen beim Informationsaustausch zwischen den Sektoren und erschwert die Zusammenführung und die (kosten-) effektive Nutzung von Fähigkeiten und Expertisen aus unterschiedlichen Sektoren[2, 3]. Im Ergebnis kommt es so bei der Behandlung eines Patienten durch mehrere Sektoren, was dem Regelfall entspricht, z.B. durch Doppeluntersuchungen zu einer Kostensteigerung ohne zusätzlichen Informationsgewinn und bei mangelndem Informationsfluss ggf. zu Qualitätsverlusten. Da dies vom Gesetzgeber erkannt wurde zielen u.a. das GMG und das GKV-WSG darauf ab, die Sektorisierung aufzubrechen und das Modell einer sogenannten „integrierten Versorgung" und die Etablierung von Disease Management Programmen (DMP) durchzusetzen. Der Gesetzgeber verspricht sich durch diese Reformen eine Kostenreduzierung bzw. – eindämmung sowie eine qualitative Verbesserung der Gesundheitsversorgung.

---

[1] Vgl. Runde, A.: Studienbrief Nr. 0659-01 „Grundlagen der Gesundheitsökonomie". SRH FernHochschule Riedlingen. Riedlingen 2009, S. 23
[2] Vgl. Runde, A.: Studienbrief Nr. 0659-01 „Grundlagen der Gesundheitsökonomie". SRH FernHochschule Riedlingen. Riedlingen 2009, S. 22
[3] Vgl. Hajen, L / Paetow, H / Schumacher H: Gesundheitsökonomie. Strukturen – Methoden – Praxis. 4. Auflage. Stuttgart. 2008, S.166-167

2.2 Aufgaben und sektorale Zuordnung der öffentlichen Gesundheits-versorgung und des öffentlichen Gesundheitsdienstes

Die ÖG obliegt dem Staat und findet auf den Ebenen von Bund, Ländern und Gemeinden innerhalb der Gesundheitsfachverwaltung, kommunalen Krankenhäusern und Universitätskliniken Anwendung. Sie hat zur Aufgabe, sowohl die Gesundheit einzelner Menschen als auch der Gesamtbevölkerung zu schützen und zu fördern und sollte allen Bürgern unabhängig von der sozialen Stellung, des Einkommens, des Alters, des Geschlechts etc. Zugang zu qualitativ hochwertigen Gesundheitsleistungen ermöglichen. Wesentliche Aufgaben der ÖG liegen hierbei in der Prävention, der Gesundheitsförderung, der Risikoerfassung und Bewertung von Krankheiten und Gefahren für die Gesundheit, Überwachung der Hygiene, gesundheitliche Aufklärung und Gesundheitserziehung sowie der Gesundheitsberichterstattung. Aus diesem Aufgabenspektrum resultieren zahlreiche Überschneidungen mit anderen Einrichtungen des Gesundheitswesens, z.B. Ärzten, Krankenhäusern, Apothekern, Selbsthilfeorganisationen und Krankenkassen[4]. Die Aufgabenbereiche der ÖG fallen schwerpunktmäßig in den präventiven Sektor. Da über Prävention Krankheit verhindert und/oder verbessert werden kann bzw. ihre Folgen abgemildert werden können, bietet sich hier ein potentes Instrument für Kosteneinsparungen im Gesundheitssystem. Die Folgen präventiver Maßnahmen lassen sich jedoch meist erst nach einer oder mehreren Generationen messen.

Der ÖGD ist ein Teilbereich der ÖG und hat den Schutz der Gesundheit der Bevölkerung zum Ziel. Der ÖGD besteht auf Landesebene aus der Gesundheitsfachverwaltung (Gesundheitsämter, Untersuchungsämter, Bezirksregierungen, Ministerien) und auf Bundesebene dem Bundesministerium für Gesundheit sowie entsprechenden Bundesoberbehörden.

---

[4] Vgl. Janssen, U.: Studienbrief Nr. 0404-02 „Aufgaben und Akteure im Gesundheitswesen". SRH FernHochschule Riedlingen. Riedlingen 2008, S. 67ff.

2.3 Das GKV-Modernisierungsgesetz

Das GMG ist seit dem 01.01.2004 gültig und zielt im Wesentlichen auf strukturelle Reformen ab, um einerseits die Qualität der Gesundheitsversorgung zu verbessern und andererseits alle am System Beteiligten in Maßnahmen der Kosteneinsparung einzubeziehen. Auch die Kostenentlastung von Unternehmen durch Senkung der gesundheitsbezogenen Lohnnebenkosten steht im Mittelpunkt der Reform. Wichtige Eckpunkte des GMG, ohne Anspruch auf Vollständigkeit, sind die Stärkung der Patientensouveränität, z.b. durch freiere Vertragswahl bei Krankenversicherungen, Einrichtung des Instituts für Qualität und Wirtschaftlichkeit im Gesundheitswesen (IQWiG), Etablierung neuer Versorgungsstrukturen wie z.b. die Medizinischen Versorgungszentren (MVZ) oder integrierte Versorgungsverträge, Ausrichtung des Entgeldsystems auf Leistungskomplexe und Fallpauschalen sowie Neuregelungen in der Arzneimittelversorgung und beim Zahnersatz[5]. Durch die erhöhte Transparenz von Prozessen und die gesteigerte Wahlfreiheit der Patienten soll nach dem Willen des Gesetzgebers ein Wettbewerb sowohl zwischen Leistungserbringern als auch den Krankenkassen um eine qualitativ hochwertige und dabei wirtschaftliche Versorgung entstehen, welche zu einer Aufbrechung der sektoralen Grenzen und letztlich zu integrierten, kosten- und qualitätsoptimierten Versorgungsformen führt.

2.4 Das GKV-Wettbewerbsstärkungsgesetz

Aufgrund der auch nach dem GMG weiterhin bestehenden Finanzierungsproblematik des Gesundheitssystems trat am 01.04.2007 das GKV-WSG in Kraft. Der Gesetzgeber unternimmt hier einen weiteren Versuch den Wettbewerbsdruck zwischen den Krankenkassen und den Leistungserbringern zu erhöhen. Das Gesetz besteht aus zahlreichen Änderungen, die teilweise, wie z.b. der Gesundheitsfond zum 01.01.2009, erst

---

[5] Vgl. Hajen, L / Paetow, H / Schumacher H: Gesundheitsökonomie. Strukturen – Methoden – Praxis. 4. Auflage. Stuttgart. 2008, S.288-299

einige Zeit nach dem Erlass der Reform in Kraft getreten sind[6]. Wichtige Änderungen durch das GKV-WSG sind u.a. die Einführung einer Pflichtversicherung aller Bürger, ein Ausbau wichtiger medizinischer Leistungen wie die Palliativversorgung und die Rehabilitation. Weiter werden bestimmte Impfungen Pflichtleistungen, es erfolgt eine Öffnung der Krankenhäuser für die ambulante Versorgung seltener Krankheiten mit hohem Spezialisierungsbedarf, das Morbiditätsrisikos wird auf die Krankenkassen verlagert und es beinhaltet eine Reform der privaten Krankenkassen (PKV). Dies bezieht sich auf die Einführung eines Basistarifs mit GKV-vergleichbaren Bedingungen und Kontrahierungszwang und der Möglichkeit zu kassenarten-übergreifenden Fusionen.

2.5 Integrierte Versorgungsformen, Managed Care und Disease Management Programme

Das Konzept der vom Gesetzgeber bereits mit dem Gesundheitsreformgesetz 2000 neu geschaffenen „integrierten Versorgungsformen" beschreibt die sektorenübergreifende Zusammenarbeit größere Leistungsverbünde mit dem Ziel der Kostenreduktion und der Qualitätsverbesserung innerhalb von Behandlungsabläufen[7]. Managed Care (MC) ist eine managementbetonte Weiterentwicklung der integrierten Versorgung und ein Überbegriff für die Zusammenarbeit von Leistungserbringern mit dem Ziel die Behandlungsprozesse im Interesse des Patienten zu optimieren. Disease Management Programme (DMP) sind ein „Organisationsansatz, der die Gesundheitsversorgung von Patientengruppen über den gesamten Verlauf einer Krankheit und über die Grenzen der einzelnen Leistungserbringer hinweg koordiniert und optimiert"[8]. Es „eignet sich daher besonders für Krankheiten, die weit verbreitet und gut erforscht sind, für die bereits evidenzbasierte Leitlinien

---

[6] Zum vollständigen, vom Deutschen Bundestag angenommenen Gesetzesentwurf siehe: http://www.bundesrat.de/cln_051/SharedDocs/Drucksachen/2007/0001-0100/75-07,templateId=raw,property=publicationFile.pdf/75-07.pdf
[7] Vgl. Lauterbach , K.W. / Stock, S / Brunner, H: Gesundheitsökonomie. Lehrbuch für Mediziner und andere Gesundheitsberufe. 1. Auflage. Bern. 2006, S. 140-141
[8] Hajen, L / Paetow, H / Schumacher H: Gesundheitsökonomie. Strukturen – Methoden – Praxis. 4. Auflage. Stuttgart. 2008, S.165

vorliegen und deren Behandlungsergebnisse gut gemessen werden können"[9]. Die Definition von DMP ist jedoch in der Literatur nicht einheitlich[10]. Um bei den Krankenkassen das Interesse an der optimalen Versorgung chronisch Kranker zu stärken, wurden entsprechende wirtschaftliche Risiken bei der Anwendung von MC-Modellen mit dem Gesetz zur Reform des Risikostrukturausgleichs entschärft[11].

3. Auswirkungen des GKV-Modernisierungsgesetzes und des GKV-Wettbewerbsstärkungsgesetzes bezüglich der Aufbrechung der Sektorisierung und der Versorgungsqualität im Gesundheitswesen

Eine zentrale Maßnahme zur Durchsetzung der Interessen des Gesetzgebers stellt die Etablierung des IQWiG dar. Diese u.a. im Auftrag des Gemeinsamen Bundesausschusses tätige, wissenschaftliche Institution hat die Aufgabe, medizinische Behandlungen und Operationsverfahren bezüglich ihres Nutzens, ihrer Wirtschaftlichkeit und ihrer Qualität zu bewerten, Kosten-Nutzen-Analysen von Arzneimitteln durchzuführen, Behandlungsleitlinien zu empfehlen, Patienten- und Ärzteinformationen zu erstellen und schließlich Empfehlungen zu DMPs zu geben. Somit leistet das IQWiG wichtige Beiträge zur Sicherung der Versorgungsqualität sowie zur Patientensouveränität und trägt damit letztendlich dazu bei, Behandlungsabläufe zu optimieren und den Bereich der Prävention zu stärken[12]. Die Empfehlungen des IQWiG erlangen aufgrund seiner Bedeutung für die Beschlüsse des G-BA faktisch den Charakter einer Leitlinie[13], was seine Funktion unterstreicht und somit teils federführend zu den vom Gesetzgeber gewollten sektorenübergreifenden Qualitätsanforderungen in der Gesundheitsversorgung beiträgt.

---

[9] Hajen, L / Paetow, H / Schumacher H: Gesundheitsökonomie. Strukturen – Methoden – Praxis. 4. Auflage. Stuttgart. 2008, S.166
[10] Vgl. Lauterbach , K.W. / Stock, S / Brunner, H: Gesundheitsökonomie. Lehrbuch für Mediziner und andere Gesundheitsberufe. 1. Auflage. Bern. 2006, S. 141-144
[11] Janssen, U.: Studienbrief Nr. 0404-02 „Aufgaben und Akteure im Gesundheitswesen". SRH FernHochschule Riedlingen. Riedlingen 2008, S. 48
[12] Vgl. Lauterbach , K.W. / Stock, S / Brunner, H: Gesundheitsökonomie. Lehrbuch für Mediziner und andere Gesundheitsberufe. 1. Auflage. Bern. 2006, S. 96
[13] Vgl. Hajen, L / Paetow, H / Schumacher H: Gesundheitsökonomie. Strukturen – Methoden – Praxis. 4. Auflage. Stuttgart. 2008, S.292-293

Die u.a. durch das GMG und das GKV-WSG induzierten Umstrukturierungen des Gesundheitssystems mit dem Aufbau von Gesundheitsnetzwerken, der integrierte Versorgung, der Möglichkeit des selektiven Kontrahierens, dem Einsatz von DMPs, dem Fallmanagement und der Etablierung von Medizinischen Versorgungszentren und Hausarzt-Modellen ist eine offensichtliche Wende hin zu MC. Sektoren wie die Prävention, die Rehabilitation und die Pflege erhalten insbesondere durch die hier gegebenen Möglichkeiten zur Kostenreduktion einen neuen Stellenwert, da langfristig nur gesunde Versicherte wirtschaftlich profitabel sind[14]. Prinzipiell bleibt jedoch anzumerken, dass Prävention volkswirtschaftlich betrachtet nicht zwingend besser und v.a. günstiger ist als eine spätere Therapie und Präventionsmaßnahmen individuell betrachtet auch schädlich sein können[15].

Die neuen Versorgungsformen erfahren in den letzten Jahren eine deutliche Entwicklungsdynamik[16], wenn auch noch mit großem Potential nach oben[17]. Dies zeigt sich z.B. anhand der von der Kassenärztlichen Bundesvereinigung regelmäßig aktualisierten und im Verlauf sichtbar ansteigenden Kennzahlen zu den Medizinischen Versorgungszentren[18]. Aufgrund des Wettbewerbsdrucks durch die Reformen und den Einsatz von MC-Methoden zeichnet sich insgesamt ein Trend zu kürzeren Liegezeiten und sinkenden Bettenzahlen sowie ein Wandel in der Trägerschaft der Krankenhäuser hin zu einer Privatisierung ab[19]. Weiter wird durch die zu erwartende „Marktbereinigung" mit Insolvenzen und Fusionen von Krankenkassen gerechnet[20].

Diese Entwicklungen zwingen alle Akteure zwar zu den beabsichtigten sektorenübergreifenden Versorgungsmodellen, ob dies jedoch zu einer Kostenreduktion bzw. -eindämmung im Gesundheitswesen führen wird, ist umstritten. So konstatieren die Wirtschaftsweisen in ihrem Gutachten vom

---

[14] Vgl. Runde, A.: Studienbrief Nr. 0659-01 „Grundlagen der Gesundheitsökonomie". SRH FernHochschule Riedlingen. Riedlingen 2009, S. 75f

[15] Vgl. Mühlhäuser, I. „Früherkennung und Prävention: Ist Vorbeugen besser als Heilen?". Deutsches Ärzteblatt. 2007; 104(25): A-1804 / B-1589 / C-1529

[16] Janssen, U.: Studienbrief Nr. 0404-02 „Aufgaben und Akteure im Gesundheitswesen". SRH FernHochschule Riedlingen. Riedlingen 2008, S. 41

[17] Vgl. Lauterbach , K.W. / Stock, S / Brunner, H: Gesundheitsökonomie. Lehrbuch für Mediziner und andere Gesundheitsberufe. 1. Auflage. Bern. 2006, S. 170-172

[18] Vgl. Kassenärztliche Bundesvereinigung (online). o.V. „Medizinische Versorgungszentren aktuell. 4 Quartal 2008". Stand 31.12.2008.

[19] Vgl. Janssen, U.: Studienbrief Nr. 0404-02 „Aufgaben und Akteure im Gesundheitswesen". SRH FernHochschule Riedlingen. Riedlingen 2008, S. 158-162

[20] Vgl. Ärzte Zeitung (online) „Erfinder des Gesundheitsfonds rechnet mit Kassen-Pleiten" vom 15.09.2008

November 2008, dass der „Versuch einer Neuordnung der Finanzierung des Gesundheitswesens mit dem GKV-WSG misslungen" sei[21]. Als Probleme zeigen sich neben dem wohl dominierenden Einnahmendefizit der GKVen und des Finanzierungsdefizit des Gesundheitsfond infolge der Finanzkrisekrise u.a., dass die Wahltarife durch die Versicherten kaum angenommen werden, sich die Versicherungspflicht nur zögerlich durchsetzt und es nur unzureichende Belege gibt, welche die ökonomische Wirkung der neuen Versorgungsformen nachweisen[22].

Die qualitativen Auswirkungen der Reformen sind nicht in absoluten Zahlen zu belegen, da die Messung der Qualität von Gesundheitsleistungen problematisch ist. Das IQWiG trägt zweifellos dazu bei, die Versorgungsqualität zu strukturieren und transparenter zu machen. Auch wenn die qualitativen Auswirkungen der Reformen u.U. erst in einigen Jahren die beabsichtigte Effekte zeigen, entfalten die Reformen in den ÖGD-relevanten Bereichen wie z.B. der Prävention, der Kuration und der Rehabilitation bisher nicht die gewünschte Wirkung. So können z.B. trotz der gesetzlichen Verankerung der Rehabilitation als Pflichtleistung der GKVen in ersten Analysen keine verbesserten Rehabilitationsleistungen nachgewiesen werden[23].

Die Krankenhäuser sehen sich durch die Folgen der Reformen einem starken Kostenanstieg gegenüber, welchen sie durch Einsparungen nach eigenen Angaben nicht kompensieren können und der für einige existenzbedrohende Ausmaße annimmt. Durch den hohen Kostendruck und den resultierenden Personalabbau sehen sie die Versorgung der Patienten gefährdet[24]. Ob dies lediglich auf unwirtschaftlich arbeitende Krankenhäuser zutrifft und damit den gewollten Effekt erzielt, oder generell auf alle Krankenhäuser, bleibt abzuwarten. Durch die neue Möglichkeit ambulante Leistungen erbringen zu dürfen, besteht für die Krankenhäuser auch eine finanzielle Kompensationsmöglichkeit[25]. Bezüglich der Patientenversorgung verdeutlicht

[21] o.V. „Wirtschaftsweise mahnen weitere Reformen im Gesundheitswesen an", Ärzteblatt (online) vom 12.11.2008
[22] Vgl. Rabbata, S. „Ein Jahr Gesundheitsreform: Katerstimmung". Deutsches Ärzteblatt. 2008; 105(14): A-705 / B-617 / C-605
[23] Vgl. Hibbeler, B. „Medizinische Rehabilitation: Die Reform greift noch nicht". Deutsches Ärzteblatt. 2008, 105(26): A-814 / B-710 / C-698
[24] Vgl. Deutsche Krankenhaus Gesellschaft (online). o.V. „Finanzielle Belastung der Krankenhäuser steigt auf 7 Mrd. Euro – Budgetdeckelung aufheben". Stand 24.04.2008
[25] Vgl. Flintrop, J. Krankenhäuser: Geschröpft, aber lebensfähig. Deutsches Ärzteblatt. 2007; 104(12): A-751 / B-663 / C-639

eine Analyse des IQWiG, dass Ärzten in Deutschland innerhalb eines europäischen Vergleichs bereits heute am wenigsten Zeit für ihre Patienten zur Verfügung steht[26]. Somit mag die kurative Situation möglicherweise kostengünstige Auswirkungen für den Gesetzgeber haben, ob dies jedoch im Umkehrschluss aber zu einer qualitativ hochwertigeren Versorgungsstruktur beiträgt, darf nach aktuellem Reformstand sicherlich bezweifelt werden. Auch auf Seiten der Patienten zeigen erste Analysen, dass sie sich durch die neuen Versorgungsformen wie z.b. das Hausarzt-Modell nicht besser behandelt fühlen und dieses weitgehend wirkungslos bleibt. Auch die Frequentierung von Fachärzten konnte durch die Reformen nicht reduziert werden[27].

Ein wesentlicher Punkt der Gesamtbevölkerung eine qualitativ hochwertige Gesundheitsversorgung zu ermöglichen und damit maßgeblich ihren Gesundheitszustand zu schützen und positiv zu beeinflussen, ist der ungehinderte Zugang zu Gesundheitsleistungen unabhängig von Einkommen, ethnischer Herkunft, Alter und Geschlecht. Welche Auswirkungen haben die Reformen auf diese für die Prävention und Früherkennung wichtigen Aspekte der ÖG? Die von der Europäischen Kommission in Auftrag gegebene und 2008 abgeschlossene HealthQUEST-Studie[28] verdeutlicht, dass es in Deutschland nach wie vor eine große Gruppe gibt, hauptsächlich bestehend aus Migranten, älteren Menschen mit Einschränkungen sowie psychisch Kranken, die keinen adäquaten Zugang zu und v.a. auch keine gleichwertige Versorgung durch Gesundheitsleistungen hat. Auch die Einführung der Praxisgebühr und die Selbstbeteiligung bei Arzneimitteln forcieren das Problem einer ungleichen Gesundheitsversorgung in Deutschland: „Wenn finanzielle Anreize für die Patienten die Nachfrage nach Gesundheitsleistungen steuern sollen, erhält immer das Kriterium der Zahlungsfähigkeit Vorrang vor dem medizinischen Bedarf. Das Resultat ist eine nicht dem Bedarf entsprechende Verteilung der

---

[26] Vgl. Pressemitteilung des IQWiG: „Das deutsche Gesundheitssystem im internationalen Vergleich" vom 18.11.2008
[27] Vgl. Böcken, J / Braun, B / Amhof, R. Gesundheitsmonitor 2008. Gesundheitsversorgung und Gestaltungsoptionen aus der Sicht der Bevölkerung. 1. Auflage. Gütersloh, 2008
[28] Vgl. Europäische Kommission. „Gesundheitswesen: Qualität und gleichberechtigter Zugang. Kurzdarstellung". März 2008.
www.ec.europa.eu/employment_social/spsi/docs/social_inclusion/2008/summary_healthquest_de.pdf

Gesundheitsleistungen, und damit eine Verstärkung der gesundheitlichen Ungleichheit"[29].

Zusammenfassend lässt sich somit festhalten, dass die Zielsetzungen bezüglich einer qualitätsoptimierten, auf Prävention ausgerichteten Gesundheitsversorgung aller Bürger durch das GMG und das GKV-WSG bisher nicht erreicht wurden. Der Trend scheint vielmehr in Richtung einer Zwei-Klassen-Medizin zu gehen, in welcher eine qualitativ hochwertige Gesundheitsversorgung u.U. nur noch gut Verdienenden zur Verfügung steht und die Versorgungsstandards für die breite Bevölkerung entsprechend der Finanzierbarkeit angepasst werden müssen. Diese möglichen Entwicklungen verhalten sich konträr zu den Aufgaben des Staates, allen Bevölkerungsteilen eine der medizinischen Notwendigkeit entsprechende Gesundheitsversorgung zu gewährleisten und stellen den ÖGD innerhalb seiner Aufgaben zum Schutz der Gesundheit der Bevölkerung damit vor große Herausforderungen.

4. Diskussion: Welche Aufgaben sollten dem öffentlichen Gesundheitsdienst bei der Überwindung sektoraler Grenzen in der Gesundheitsversorgung obliegen?

Die Aufgabenvielfalt der ÖG und des ÖGD hat einen Querschnittscharakter und somit keine klar abgrenzbare Zuordnung zu den Sektoren im Gesundheitssystem. Bezüglich der Intention des Gesetzgebers die Sektorisierung zu überwinden und integrierte Versorgungsformen zu implementieren, bieten die Aufgabenüberschneidungen des ÖGD mit nahezu allen Sektoren und seine Beziehungen und Kontakte zu zahlreichen am System beteiligten Personen und Einrichtungen gute Möglichkeiten, insbesondere bei der Prävention eine Steuerungsfunktion zu übernehmen[30]. Der Bereich der Prävention, jedoch auch Einrichtungen um den Gesundheitszustand der Bevölkerung zu messen, zu bewerten und daraufhin frühzeitig mit

---

[29] Vgl. Kaiser, A. „Finanzielle Selbstbeteiligung in der Gesundheitsversorgung Untersuchung zur Verteilungswirkung bei der Inanspruchnahme von Gesundheitsleistungen in der EU". Dezember 2003. http://www.wiso.uni-hamburg.de/fileadmin/wiso_dwp_vwl/Heise/WP._StaatsWiss/06-GesundhVersorgg.pdf

[30] Vgl. Gerst, T. „Öffentlicher Gesundheitsdienst: Mehr Steuerungsfunktion gefordert". Deutsches Ärzteblatt. 2004, S. 267

entsprechenden Maßnahmen zu reagieren, bieten großes Potential, um die Prozesse innerhalb des Gesundheitssystems qualitäts- und wettbewerbsorientiert umzustrukturieren und somit den Gesundheitsschutz der Bevölkerung als oberstes Ziel des ÖGD in die vom Gesetzgeber vorgesehene Richtung zu lenken. Die durch das GMG und das GKV-WSG anvisierte Stärkung dieser Bereiche deckt sich mit seinen Pflichten, im Rahmen des Sozialstaatsprinzips für eine für alle Bürger gut zugängliche, qualitativ am medizinisch Notwendigen orientierte ÖG zu sorgen.

Die Forcierung des Wettbewerbsdruckes innerhalb des Gesundheitssystems durch die Einführung marktwirtschaftlicher Strukturen ist generell als problematisch anzusehen, da innerhalb des Gesundheitswesen die Bedingungen eines klassischen Marktes und damit die Grundlagen eines funktionierenden Wettbewerbes nicht bestehen und sich diese auch durch zahlreiche Gegebenheiten nicht vollständig implementieren lassen[31]. Die Absichten des Gesetzgebers den Wettbewerb zwischen den GKVen zu erhöhen mildert er gleichzeitig durch die Einführung des Gesundheitsfonds wieder ab, da die GKVen nun ihre Einnahmen aus diesem Fonds beziehen und damit ihre bisherige Finanzautonomie und die eigenverantwortliche Bestimmung ihres Beitragssatzes verlieren[32].

Anhand der Aufgezeigten Auswirkungen der Reformen innerhalb des Gesundheitssystems ist abzusehen, dass die Steigerung des Wettbewerbs- und Qualitätsdrucks zwar teilweise zur gewünschten Aufbrechung der Sektorisierung führt, dafür aber in der Versorgung eine Zwei-Klassen-Medizin entsteht und damit große, insbesondere sozial benachteiligte Bevölkerungsanteile erschwert Zugang zu Gesundheitsleistungen haben. Dies trifft insbesondere auf Maßnahmen wie z.B. Schutzimpfungen zu, aber auch auf die Behandlungsabläufe chronischer Krankheiten, welche in diesen Bevölkerungsschichten ohnehin eine signifikant höhere Prävalenz haben. In der Folge von sich daraus entwickelnden bzw. verschlimmernden Erkrankungen, welche im Falle von nicht durchgeführten Schutzimpfungen zudem auch andere Bevölkerungsteile betreffen können, kann es zu hohen volkswirtschaftlichen

---

[31] Vgl. Hajen, L / Paetow, H / Schumacher H: Gesundheitsökonomie. Strukturen – Methoden – Praxis. 4. Auflage. Stuttgart. 2008, S.45-82

[32] Vgl. Pensek, M. „Der Gesundheitsfonds löst keines der Finanzierungsprobleme der GKV". Wirtschaftsdienst. 2006; 8: 510-514

Belastungen, sowohl durch notwendige Therapien als auch durch krankheitsbedingten Arbeitsausfall kommen. Die Effekte einer Vernachlässigung der ÖG werden sich daher mittel- bis langfristig kaum positiv auf die vom Gesetzgeber gewollte Qualitätssteigerung innerhalb des Gesundheitswesens auswirken. Sie stehen vielmehr in offensichtlichem Widerspruch zu den Maßnahmen, flächendeckend MC und DMPs einzuführen. Bei unveränderter Einkommenslage der GKVen wird der Gesetzgeber auf die durch vernachlässigten Gesundheitsschutz entstehenden Folgekosten wohl mit weiteren Rationalisierungs- und ggf. auch Rationierungsmaßnahmen reagieren müssen, was die Schere zwischen Gutverdienern und sozial Schwachen bezüglich der Gesundheitsversorgung weiter öffnen würde.

Auch wenn das Gesundheitssystem in Deutschland historisch gewachsen korporatistisch geprägt ist, ist durch die Reformen des Gesetzgebers ein Trend hin zur „Staatsmedizin" zu beobachten. Interessanterweise verstärkt der Staat seinen Einfluss innerhalb des Gesundheitssystems aber nicht in allen Teilbereichen gemäß den Zielen einer Qualitätsoptimierung, sondern stellt die Kostenreduktion offensichtlich in den Vordergrund seiner Reformbemühungen. Anstatt seiner Verantwortung nachzukommen, zieht er sich dabei immer weiter von seinen Pflichten in der ÖG zurück und überträgt Aufgaben und Entscheidung an andere Institutionen. Dies zeigt sich beispielsweise anhand der zunehmende Privatisierung im Versorgungsbereich und einer stetig schwindenden Zahl von Versorgungseinrichtungen unter öffentlicher Trägerschaft. Weiter hat der Gesetzgeber die Finanzierung einiger, für den Gesundheitsschutz wichtiger Maßnahmen mit hohem Steuerungspotential der Volksgesundheit, wie z.B. Schutzimpfungen und Rehabilitationsmaßnahmen, auf die Leistungspflicht der GKVen übertragen. Die Verantwortung dieser eigentlich dem ÖGD obliegenden Aufgaben liegt somit nicht mehr im direkten Einflussbereich des Gesetzgebers. Ein ähnlicher Trend zeigt sich auch mit dem neuen Instrument des „selektiven Kontrahierens". Der Staat überlast hier wichtige Entscheidungen den GKVen, anstatt selbst festzulegen, welche Versorgungsformen zu welchem Preis und mit welcher Qualität zu leisten sind. Im Sinne der Implementierung von MC und DMPs sollte der Gesetzgeber nicht seine Verantwortung im Gesundheitsschutz der Bevölkerung wahrnehmen und durch die sektorenübergreifenden Verknüpfungen des ÖGD die Prävention als dritte Säule neben der Akutbehandlung und der Rehabilitation stärken und ausbauen. Nur durch möglichst frühzeitig einsetzende präventive Maßnahmen, d.h. bereits in Kindergärten und Schulen, sowie Leistungen zur Gesundheitsförderung, die auch alle Bevölkerungsschichten erreichen, lässt sich langfristig ein qualitativ hochwertiger Gesundheitszustand der Gesamtbevölkerung erreichen. Prävention ist insbesondere in sozial schwachen Bevölkerungsschichten zu stärken, um verhältnisbedingte Krankheitsursachen zu vermeiden. Durch die Vermeidung bzw. frühzeitige Diagnose von Krankheiten lassen sich prinzipiell Folgekosten abmildern. Allerdings sollten die Kosten der präventiven Maßnahmen auch nicht außer Acht gelassen werden und in vernünftiger, d.h. kosteneffektiver Relation zu den ggf. vermeidbaren Folgekosten stehen.

5. Zusammenfassung und Ausblick

Zusammenfassend lässt sich festhalten, dass das GMG und GKV-WSG nur in Teilbereichen die beabsichtigten Wirkungen zeigen. Zwar finden die sektorenübergreifenden Versorgungsformen zunehmend Anwendung, bezüglich einer qualitativ hochwertigen Gesundheitsversorgung der Gesamtbevölkerung ist jedoch ein Trend in Richtung Zwei-Klassen-Medizin zu erkennen. Eine Senkung der Zugangsschwelle zu Gesundheitsleistungen für sozial schwächer gestellte und benachteiligte Bevölkerungsschichten ist durch die Reformen jedenfalls noch nicht ersichtlich. Der Gesetzgeber scheint aktuell eher die Möglichkeiten der Kosteneindämmung zu priorisieren und kommt dabei seiner Verantwortung im Gesundheitsschutz nur unzureichend nach bzw. überträgt wichtige Aufgaben und Steuermöglichkeiten, insbesondere im Bereich der Prävention, an Dritte. Dies wird wohl mittel- bis langfristig weder die Kosten entscheidend eindämmen noch die Qualität der Gesundheitsversorgung messbar steigern. Es bleibt abzuwarten, ob der Gesetzgeber das bereits seit 2004 geplante, in den bisherigen Legislaturperioden jedoch gescheiterte Präventionsgesetz neu aufgreift und damit nötige Gegenmaßnahmen zu den aktuellen Entwicklung einleitet. Ziel des Präventionsgesetzes ist es, die Kooperation und Koordination der Prävention sowie die Qualität der entsprechenden Maßnahmen zu verbessern, was im Hinblick auf die aktuellen Entwicklungen auch dringend notwendig erscheint.

6. Literaturverzeichnis

Bücher, Buchbeiträge

Böcken, J / Braun, B / Amhof, R. Gesundheitsmonitor 2008. Gesundheitsversorgung und Gestaltungsoptionen aus der Sicht der Bevölkerung. 1. Auflage. Gütersloh, 2008
Hajen, L / Paetow, H / Schumacher H: Gesundheitsökonomie. Strukturen – Methoden – Praxis. 4. Auflage. Stuttgart. 2008
Lauterbach , K.W. / Stock, S / Brunner, H: Gesundheitsökonomie. Lehrbuch für Mediziner und andere Gesundheitsberufe. 1. Auflage. Bern. 2006

Studienbriefe

Janssen, U.: Studienbrief Nr. 0404-02 „Aufgaben und Akteure im Gesundheitswesen". SRH FernHochschule Riedlingen. Riedlingen 2008
Runde, A.: Studienbrief Nr. 0659-01 „Grundlagen der Gesundheitsökonomie". SRH FernHochschule Riedlingen. Riedlingen 2009

Gesetze, andere Abhandlungen

Flintrop, J. Krankenhäuser: Geschröpft, aber lebensfähig. Deutsches Ärzteblatt. 2007; 104(12): A-751 / B-663 / C-639
Gerst, T. „Öffentlicher Gesundheitsdienst: Mehr Steuerungsfunktion gefordert". Deutsches Ärzteblatt. 2004, S. 267
Hibbeler, B. „Medizinische Rehabilitation: Die Reform greift noch nicht". Deutsches Ärzteblatt. 2008; 105(26): A-814 / B-710 / C-698
Kaiser, A. „Finanzielle Selbstbeteiligung in der Gesundheitsversorgung Untersuchung zur Verteilungswirkung bei der Inanspruchnahme von Gesundheitsleistungen in der EU". Dezember 2003. Internet: http://www.wiso.uni-hamburg.de/fileadmin/wiso_dwp_vwl/Heise/WP._StaatsWiss/06-GesundhVersorgg.pdf
Mühlhäuser, I. „Früherkennung und Prävention: Ist Vorbeugen besser als Heilen?". Deutsches Ärzteblatt. 2007; 104(25): A-1804 / B-1589 / C-1529
o. V. „Gesundheitswesen: Qualität und gleichberechtigter Zugang. Kurzdarstellung". März 2008. Internet:http://www.ec.europa.eu/employment_social/spsi/docs/social_inclusion/2008/su mmary_healthquest_de.pdf
o.V. „Gesetzbeschluss des Deutschen Bundestages. Gesetz zur Stärkung des Wettbewerbes in der gesetzlichen Krankenversicherung (GKV-Wettbewerbsstärkungsgesetz – GKV-WSG)", Stand 02.02.2007.
Internet: http://www.bundesrat.de/cln_051/SharedDocs/Drucksachen/2007/0001-0100/75-07,templateId=raw,property=publicationFile.pdf/75-07.pdf
o.V „Erfinder des Gesundheitsfonds rechnet mit Kassen-Pleiten" Ärzte Zeitung (online), vom 15.09.2008
o.V. „Wirtschaftsweise mahnen weitere Reformen im Gesundheitswesen an", Ärzteblatt (online) vom 12.11.2008
o.V. „Das deutsche Gesundheitssystem im internationalen Vergleich". Pressemitteilung des IQWiG vom 18.11.2008.
Pensek, M. „Der Gesundheitsfonds löst keines der Finanzierungsprobleme der GKV". Wirtschaftsdienst. 2006; 8: 510-514
Rabbata, S. "Ein Jahr Gesundheitsreform: Katerstimmung". Deutsches Ärzteblatt. 2008; 105(14): A-705 / B-617 / C-605

Internetquellen

Kassenärztliche Bundesvereinigung	http://www.kbv.de
Deutsche Krankenhaus Gesellschaft	http://www.dkgev.de
Institut für Qualität und Wirtschaftlichkeit Im Gesundheitswesen	http://www.iqwig.de

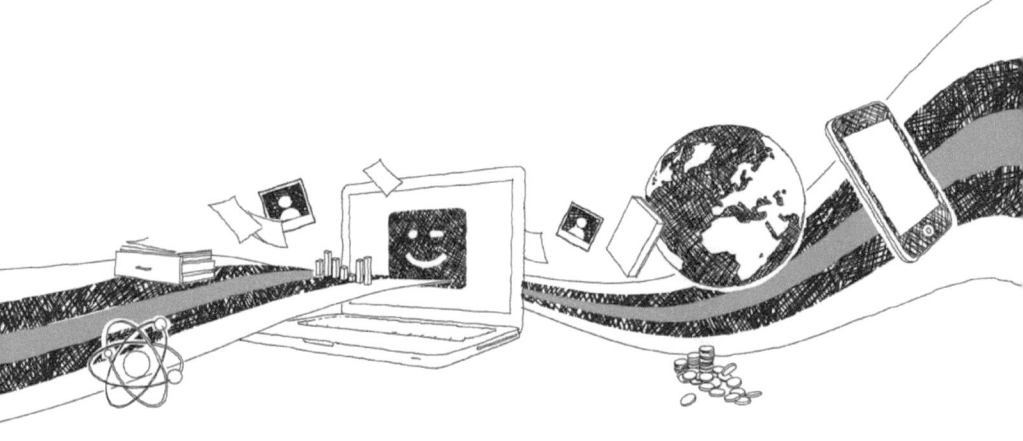
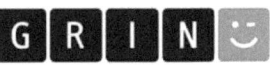